AF467526

RECHERCHES

SUR LES

MODIFICATIONS DE LA TEMPÉRATURE

PAR LES ONCTIONS GÉNÉRALES

DANS LES MALADIES FÉBRILES DES ENFANTS

PAR

Le Dr Constantin NASSER

LYON
IMPRIMERIE PITRAT AINÉ
4, RUE GENTIL, 4

1884

RECHERCHES

SUR

LES MODIFICATIONS DE LA TEMPÉRATURE

PAR LES ONCTIONS GÉNÉRALES

DANS LES MALADIES FÉBRILES DES ENFANTS

RECHERCHES

SUR LES

MODIFICATIONS DE LA TEMPÉRATURE

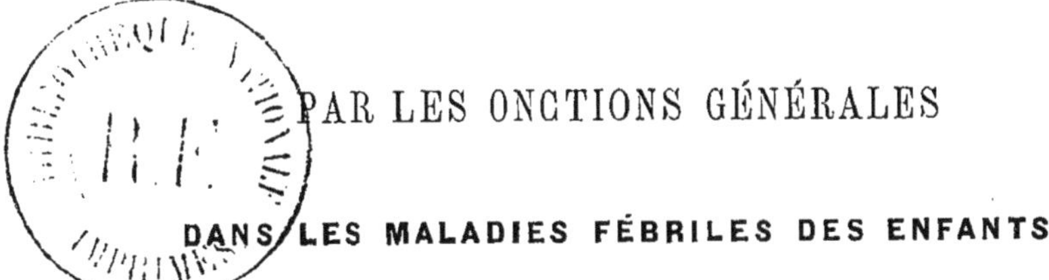

PAR LES ONCTIONS GÉNÉRALES

DANS LES MALADIES FÉBRILES DES ENFANTS

PAR

Le Dr Constantin NASSER

LYON
IMPRIMERIE PITRAT AINÉ
4, RUE GENTIL, 4

1884

INTRODUCTION

Pendant notre externat à l'hospice de la Charité, dans le service de M. le Dr Colrat[1], nous avons été témoin des modifications de la température que l'on peut observer chez les enfants en bas âge, à la suite des onctions grasses pratiquées sur toute la surface cutanée. Nous avons pu nous-même faire de nombreuses recherches sur ce sujet, et nous avons ainsi observé les effets antithermiques des onctions grasses sur des enfants atteints, soit d'affections communes telles que la broncho-pneumonie, l'amygdalite, soit de fièvres éruptives, et ce sont les résultats de ces recherches que nous exposons dans cette thèse.

[1] Colrat. — Recherches sur les modifications de la température par les onctions générales dans les malaises de enfants, *Lyon médical*, 1884, page 39.

Notre attention a été portée surtout sur les modifications de la température que déterminent les onctions chez les enfants en bas âge. Aussi ne devra-t-on pas s'étonner si nous ne sommes pas entré dans de grands détails sur les autres effets de ce moyen thérapeutique, d'autant plus que les onctions avec les corps gras ont fait le sujet de nombreuses dissertations où l'on peut trouver de longues énumérations sur leurs avantages.

Au nombre de ces avantages la plupart des auteurs avaient bien signalé la diminution de la fièvre, c'est-à-dire, l'abaissement de température qui suit immédiatement l'onction, mais à l'exception de Sénator, personne n'avait eu l'idée de vérifier d'abord le fait lui-même, de voir si les onctions étaient bien réellement suivies d'un abaissement thermique, et d'examiner ensuite quelle était la mesure de cet abaissement, combien de temps il pouvait durer, etc. Nos recherches ont donc porté surtout sur ce point.

En second lieu, nous avons essayé d'interpréter les résultats que nous avait fournis l'observation clinique, et nous avons cherché à comparer les effets des onctions grasses et ceux du vernissage chez les animaux, nous avons examiné les différentes théories qui avaient été proposées pour expliquer les modifications de la température que l'on constate à la suite de l'application d'enduits sur la peau des animaux, et nous avons tenté, à l'aide d'expériences nouvelles, de vérifier quelques points des théories émises à ce sujet.

Nous avons donc divisé notre travail en deux parties :

Une partie clinique dans laquelle nous étudions les modifications thermiques que l'on observe à la suite de l'application d'un corps gras sur toute l'étendue de la surface cutanée; une seconde partie, physiologique et expérimentale, est consacrée à l'étude des causes des phénomènes que nous avons observés.

Maintenant que nous avons exposé le but, le plan de cette thèse, il nous reste à témoigner ici, publiquement, toute notre profonde reconnaissance à tous ceux qui ont bien voulu nous aider dans notre tâche.

A M. le Dr Colrat qui s'est mis entièrement à notre disposition et qui, par son érudition, ses encouragements et ses conseils, nous a permis de mener à bien le travail entrepris.

A M. le professeur Chauveau pour la bienveillance avec laquelle il nous a accueilli dans son laboratoire de l'École vétérinaire, c'est grâce à lui que nous avons pu faire les expériences dont nous avons parlé.

A M. le Dr Morat pour la complaisance qu'il a mise à diriger une partie de ces expériences.

Qu'il nous soit permis, avant d'entrer en matière, d'exprimer nos sentiments de respectueuse gratitude à M. le professeur Soulier, notre président de thèse.

RECHERCHES

SUR

LES MODIFICATIONS DE LA TEMPÉRATURE

PAR LES ONCTIONS GÉNÉRALES

DANS LES MALADIES FÉBRILES DES ENFANTS

PREMIÈRE PARTIE

On nous pardonnera de ne pas donner ici un historique complet du sujet qui nous occupe. On sait, en effet, quelle place tenaient les onctions générales dans l'hygiène des anciens, et il faudrait certainement remonter aux temps les plus reculés pour trouver l'origine de cette pratique.

Aussi nous contenterons-nous de signaler en passant un fait que nous avons trouvé relaté dans le livre de Sydney Renger[1] et qui se rattache plus particulièrement

[1] SYDNEY RENGER. — *Handbooch of therapeutics*, p. 296.

à la question que nous traitons. Les anciens Romains faisaient, comme on le sait, un usage journalier des bains chauds, or, dans les cas où ces bains étaient pris à une température trop élevée et déterminaient une diaphorèse exagérée, les baigneurs avaient l'habitude de se faire des onçtions générales dans le but d'arrêter la transpiration et de ramener la fraîcheur de la peau.

Mais, si les onctions étaient usitées d'une façon générale et journalière comme moyen hygiénique, elles ne paraissent pas avoir été employées d'une manière méthodique en thérapeutique. On les trouve bien çà et là dans les anciens auteurs, et en particulier dans Joseph Franck, signalées comme un remède efficace, comme un diaphorétique puissant; mais ce n'est qu'à titre exceptionnel qu'il en fait mention, et leur application est tout à fait arbitraire et empirique. Au reste, il semblerait que ce procédé thérapeutique ait été moins suivi par les médecins que par le vulgaire, et que pendant longtemps les onctions ont fait partie de la vaste catégorie des remèdes dits populaires. On sait, en effet, de quel crédit jouissent encore auprès des populations ignorantes les pommades et les onguents de toute sorte, et on ne doit pas s'étonner si la pratique des onctions générales est encore en faveur. Nous avons nous-même été témoin en Syrie et dans le Liban de la vogue qu'elles continuent d'avoir dans certaines classes de la société où on les emploie journellement, non seulement à titre de moyen hygiénique, mais aussi comme remède dans toutes sortes d'affections et plus spécialement dans les maladies aiguës. Toutefois, nous devons démontrer que leur action réfrigéronte n'était pas tout à fait inconnue, et nous trouvons dans le livre de P. Lorain [1], une citation du grand Bacon sur ce sujet que nous croyons devoir reproduire in extenso : *Inunctio ex oleo et hyeme confert ad sanitatem, per exclusionem frigoris, et æstate, ad detinendos spiritus, et prohibendam exsolutionem eorum et arcendam vim æris, quæ tunc maxime est prædatoria. Ante omnia igitur usum olei vel olivarum vel amygdali dulcis, ad cutem ab extra unguendum, ad longævitatem ducere existimamus.* Currie parle également de l'utilité de certains onguents dont se servent les Indiens dans les climats tropicaux (James Currie, London, 5me édition, 1814).

C'est seulement, à partir du moment où Fourcault [2] démontra que l'application d'un enduit imperméable sur la peau des animaux amenait un abaissement de température que l'on a cherché à mettre à profit cette propriété réfrigérante des vernis et des corps gras dans le traitement des affections fébriles ou inflammatoires. Nous ne nous arrêterons pas aux travaux si connus de Robert Latour qui ne faisait que des applications locales de collodion et nous aborderons d'emblée l'exposé de la pratique des onctions générales sur toute l'étendue de la surface cutanée.

Le premier auteur qui, suivant West [3], aurait employé cette méthode de traitement, fut un médecin anglais, le Dr Taylor, qui publia à Londres en 1840, un ouvrage qui n'était qu'un long panégyrique des onctions générales

[1] Lorain. — *Études de médecine clinique*, t. I, p. 253.
[2] Fourcault. — *Comptes rendus de l'Académie des sciences*, 1838.
[3] West. — *Maladies des enfants*, deuxième édition française, 1881, p. 828.

Il en faisait usage dans un grand nombre de maladies fébriles et il les regardait presque comme une panacée. Ce n'est que huit ans plus tard que parut à Hanovre le livre de Schlemann que l'on a coutume de citer comme l'introducteur des enduits gras en thérapeutique. Le médecin allemand ne se servait de ce moyen que dans la fièvre scarlatine, mais il proclamait en avoir retiré les plus grands avantages. On obtenait la diminution de la fièvre, de la fréquence du pouls et l'abaissement de la chaleur cutanée, de plus les complications étaient moins fréquentes, et la desquamation n'avait plus lieu, ce qui diminuait de beaucoup les chances de contagion. Aussi Schlemann continuait-il, pour arriver à ces derniers résultats, l'emploi des onctions qu'il faisait avec le lard pendant quatre semaines, il recommandait du reste la pratique suivante :

La première semaine	on faisait		4	onctions	par jour.
La deuxième	—	—	3	—	—
La troisième	—	—	2	—	—
La quatrième	—	—	1	—	—

Le livre de Shlemann eut un grand retentissement dans le monde médical; aussi ne faut-il pas s'étonner de voir que son exemple fut bientôt imité par de nombreux médecins, parmi lesquels il convient de citer les noms de Mauthner, de Vienne; Walz, Dahne, Eberth, Holh, Budd, de Bristol; Meigs et Pepper, West, et plus récemment George Bayles [1], Macdonald, Elis. Tous se déclarèrent

[1] GEORGES BAYLE. — *New-York*, journal scarlat fever, suggestions concerning its traetment, septembre 1873, vol. XVIII, n° 3.

partisans de cette méthode et vinrent confirmer la plupart des conclusions de Schlemann et en particulier celles relatives à l'action des enduits gras sur la température et sur le pouls. Cependant si tous reconnaissent que la température semble diminuer on ne peut trouver nulle part d'indications précises sur la manière dont se fait cet abaissement, quelle est sa quantité et sa durée. La plupart des auteurs notamment West, Nothnagel et Rossbach, Cantani, Sydney Renger, signalent cette lacune. Dans son livre tout récent et si complet, Théodor Huseman[1] déclare que bien que l'on ne puisse nier le soulagement des malades et la disparition de la sensation de chaleur et de sécheresse de la peau, on n'a pas encore prouvé la diminution de la température par le fait des onctions grasses à l'aide du thermomètre. Seul, Sénator[2] a fait sur l'homme des recherches thermométriques dans le sens que nous venons d'indiquer. Son premier travail remonte à 1873, époque à laquelle il essaya l'application d'enduits imperméables chez les typhiques dans le but d'abaisser la température centrale.

Dans un second mémoire, il poursuit ses expériences sur l'homme à l'état sain. Les recherches de Sénator ont une grande importance que l'on comprendra sans peine. Aussi, croyons-nous devoir reproduire intégralement les principaux passages de son dernier travail : « Il ne manque pas de faits, soit en physiologie, soit en pathologie pour prouver que l'homme supporte mieux et d'une façon

[1] HUSEMAN THÉODOR. — *Handbooh der Gesammten Aryeneimittellehre*, 2e édition, Berlin, 1883, p. 367.

[2] SENATOR — Wie Wirkt des Firnissen der Hant beix Meuschen? *Archiv. Virchow*, 1877, p. 182. Voir aussi du même : Wuters uber Fieber haftent Progressen. Berlin, 1873.

différente que l'animal, les troubles fonctionnels sur la peau. C'est pour cela qu'en risquant d'enduire la peau de l'homme, mon attention était fixée particulièrement sur la température du corps. On sait, en effet, qu'un abaissement thermique rapide est l'un des premiers et des plus remarquables effets du vernissage. A ce point de vue, il était tout naturel que je choisisse pour mes expériences des sujets à température élevée, c'est-à-dire des fiévreux avec l'espoir de trouver peut-être en même temps une méthode qui aurait pu rendre des services en thérapeutique.

« Je recouvre la peau en partie d'emplâtres étendus sur des espaces variables, en partie d'onguents épais, en partie de collodion riciné et enfin d'une dissolution de gutta-percha dans du chloroforme (traumaticine. Dans la crainte d'amener des accidents, je n'enduisis d'abord qu'un membre, mais comme je ne remarquai pas le moindre vestige d'une impression générale et encore moins aucun des accidents signalés en pareil cas chez les animaux, je recouvris des parties de plus en plus grandes de la surface cutanée.

« L'application sur la peau de ces substances imperméables sur une étendue qui peut dépasser même la moitié de la surface cutanée, reste sans effet chez l'homme. Une influence sur la température est facile à constater quoique le résultat soit en général très variable, et que l'abaissement thermique ne se produise que très irrégulièrement après le vernissage ». Plus loin, l'auteur parle d'un abaissement de 0,3 dixièmes.

Chez l'homme, à l'état normal, les effets des enduits imperméables, sur la température, sont moins évidents;

et encore, Sénator pense-t-il que le faible abaissement thermique que l'on observe, peut tenir soit à la radiation simple de la peau, soit à l'évaporation de l'éther du collodion ou du chloroforme de la traumaticine.

En somme, il conclut de ses expériences que chez l'homme le vernissage ne détermine aucun trouble morbide. Mais, ajoute-t-il, chez l'enfant dans les mêmes conditions, peut-être pourra-t-on observer des phénomènes plus accentués, parce que la surface cutanée est très considérable par rapport à son volume et qu'il est plus sensible que l'adulte à l'action du froid.

M. Colrat[1] a pu dernièrement dans son service de la Charité, vérifier l'hypothèse de Sénator. Il a trouvé, en effet, que chez la plupart des enfants fièvreux, la température subissait un abaissement plus ou moins considérable; le plus souvent de 0,5 dixièmes, mais pouvant aller assez fréquemment jusqu'à 1 degré et atteindre chez des enfants, au-dessous de six mois, deux degrés et même davantage.

Nous avons été témoin de ces recherches à l'hospice de la Charité, et nous avons pu les continuer dans le service de M. Colrat, et sous sa direction, nous avons pratiqué de la sorte plus de cent onctions, sur trente petits malades âgés de 14 jours à 6 ans.

Pour nous mettre à l'abri de toutes causes d'erreur, nous avons constamment pris la température rectale immédiatement avant l'onction ; puis avec le même thermomètre introduit dans la même région, nous avons noté de cinq minutes en cinq minutes dans quelques cas, dans le

[1] *Loc. cit.*

plus grand nombre de quinze minutes en quinze minutes, la hauteur de la colonne mercurielle. En outre, la température de la salle était exactement consignée.

Les nombreuses recherches que nous avons faites ainsi, nous ont permis de conclure que dans l'immense majorité des cas, la température subissait un abaissement notable immédiatement après l'onction ; le plus souvent l'abaissement est de 5 dixièmes de degré, quelquefois moins, plus rarement davantage; à moins que l'on n'ait affaire à des enfants au-dessus de 6 mois, ce n'est qu'exceptionnellement chez des enfants de 2 à 3 ans que nous avons pu observer un abaissement d'un degré ou supérieur à un degré.

L'abaissement commence immédiatement après l'onction. Dans les cinq premières minutes, la colonne mercurielle descend déjà de quelques dixièmes, ensuite l'abaissement s'arrête quelquefois au bout du premier quart d'heure, mais le plus souvent continue pendant une demi-heure, une heure et même au delà ; puis la température reste stationnaire et la colonne mercurielle remonte pour atteindre, au bout d'un temps variable, mais dépassant rarement deux heures et demie à trois heures, le degré initial. L'abaissement de la température centrale a été obtenu au moins dans les 9/10 des faits observés ; mais dans certains cas, on n'a constaté aucun effet dans l'application des enduits gras, c'est-à-dire qu'on a relevé sur le thermomètre le même degré avant et après l'onction. Enfin, 7 ou 8 fois, nous avons été témoin d'une élévation de la température après l'onction faite soit avec de la vaseline, soit avec le cérat et dans les conditions habituelles, l'élévation de la température a commencé immédiatement après l'onction et a persisté pendant un certain temps. Nous devons ajouter que dans les sept cas, elle n'a jamais dépassé 6 dixièmes de degré et que le plus fréquemment elle a été de 2 à 5 dixièmes, et que sa durée a été très limitée, de telle sorte que la température est retombée au chiffre initial en moins d'une heure. Comment peut-on expliquer une telle différence dans l'action des enduits gras sur la peau et quelle interprétation convient-il de donner à des effets aussi variables que ceux que nous avons constatés?

Certains auteurs ont bien dit que les onctions déterminaient un abaissement de température ou pouvaient amener une diaphorèse abondante accompagnée d'une élévation thermique, mais on savait les moyens de provoquer la diminution de température, ou au contraire, les sueurs et l'élévation.

Schlemann et les auteurs qui ont suivi sa pratique, faisaient les onctions avec les corps gras froids et ne couvraient pas leurs malades, tandis que Jacks, qui a donné son nom à la méthode de traitement employée dans le mal de Bright, provoquait une élévation de température, et la sudation à l'aide d'onctions avec l'huile chaude et enveloppait de plus ses malades dans des couvertures également chaudes. Or, nos petits malades, étaient tous traités de la même façon, après les onctions, c'est-à-dire que les enfants de moins de 2 ans étaient emmaillotés comme d'habitude, tandis que les autres restaient dans leurs lits avec les mêmes couvertures. On ne saurait donc expliquer la différence de réaction, si l'on peut s'exprimer ainsi, par les différents modes d'enveloppement, puisque les couvertures et les maillots étaient les mêmes, chez ceux qui présentaient un abaissement, que chez leurs voisions, qui, au contraire, offraient une élévation thermique. On peut encore ajouter, que chez le même enfant, dans ces mêmes conditions, a pu réagir d'une façon différente, à la suite de plusieurs onctions, c'est-à-dire, que celles-ci étaient tantôt suivies d'une augmentation de la température, tantôt et plus souvent, d'une diminution de chaleur.

De même, on ne saurait invoquer l'influence de la température de la salle, celle-ci était toujours soigneusement notée, et n'a pas présenté d'écart sensible; car, jamais les oscillations ne dépassaient 2 ou 3 degrés.

Enfin, nous avons pensé que ces effets différents pouvaient tenir aux oscillations de la température chez les petits malades. Les onctions n'agissant que d'une façon négligeable, et les températures prises après l'onction, indiquaient simplement les variations imprimées par la maladie.

On sait, en effet, avec quelle rapidité peuvent se faire des modifications de la température chez les fébricitants. Wunderlich[1], Thomas, Lorain, ont particulièrement insisté sur ce fait. Wunderlich, surtout, parle de la rapidité avec laquelle se font souvent les oscillations thermiques, du petit laps de temps nécessaire aux défervescences critiques. Aussi recommande-t-il les mensurations fréquentes : « Quand il se produit des modifications rapides dans la température d'un malade, par exemple, dans une crise à marche rapide, dans un accès de fièvre intermittente, des

[1] WUNDERLICH. — *De la température dans les maladies*, édition française, 1872, p. 81.

mensurations pratiquées d'heure en heure, où toutes les demi-heures et même des observations continues et permanentes sont seules en état de rendre le processus manifeste. De pareilles exigences concernent rarement la pratique privée, mais elles deviennent nécessaires lorsqu'il s'agit de rechercher les lois qui régissent la marche d'une maladie. »

Partant de cette hypothèse que l'abaissement à la suite de l'onction pouvait être simplement produit par les écarts morbides de la température, nous avons soigneusement examiné les tracés obtenus, et nous avons fait des mensurations plus fréquentes. Or, il nous a semblé que, dans certains cas, la chute de la température coïncidait avec l'application de l'enduit gras; et l'on pourra, du reste, en juger sur les tracés reproduits. Une fois aussi, nous avons pu constater que l'élévation observée à la suite de l'onction pouvait tenir à une ascension thermique morbide. Mais, ces faits sont exceptionnels et dans la majorité des cas on peut voir que les onctions déterminent bien un abaissement de température. La presque constance de cet abaissement serait une première preuve de l'influence des onctions, mais nous avons pu obtenir des tracés qui sont, pour ainsi dire, une démonstration de ce fait, c'est-à-dire de l'influence réfrigérante des enduits gras.

Le premier exemple que nous donnons est emprunté au tracé d'un enfant d'un an, atteint de broncho-pneumonie; on voit que l'onction grasse pratiquée à 10 heures du matin a été faite pendant une ascension de température; or, on trouve, une demi-heure après, un abaissement de 0,3 dixièmes qui va à 0,5 au bout d'une heure, et atteint 0,7 trois quarts d'heure après l'application de l'enduit; puis nous retrouvons à 4 heures du soir la température de 40° supérieure de 0,4 dixièmes à celle du matin et de un degré plus élevée que celle observée consécutivement à l'onction.

Le deuxième exemple paraîtrait plus démonstratif, et nous croyons devoir reproduire le tracé tout entier de la maladie.

Il s'agit d'un petit enfant âgé de 14 jours et atteint de variole contractée dans le sein maternel. On voit que le 14 décembre à 11 heures du matin, la température est de 40° 1; on pratique une onction à ce moment avec la vaseline boriquée; 5 minutes après, la température est tombée de 0,5, un quart d'heure après, de 1 degré; une heure après, c'est-à-dire à midi, la température est à 39 degrés ou 1°1 dixième plus bas qu'avant l'onction. Puis à 4 heures elle est remontée de nouveau. Alors une nouvelle onction est suivie au bout de 15 minutes d'un abaissement de 0,5 dixièmes qui atteint 1°8, demi-heure après, et 2°3 en trois quarts d'heure. A partir de ce moment, la température parut remonter, car, au bout d'un nouveau quart d'heure, c'est-à-dire une heure après l'onction, elle est supérieure d'un dixième à ce qu'elle était le quart d'heure précédent, et, le lendemain matin, on la retrouvait à 40° 4. Pour en terminer avec ce tracé, nous ferons remarquer que l'abaissement consécutif à l'onction du 14 décembre au matin parut alors coïncider avec la défervescence normale qui accompagnait l'apparition de l'éruption, et nous insisterons, en outre, sur ce fait, que les onctions ne déterminent, comme on le voit même chez les nouveau-nés, que des abaissements

1er Exemple

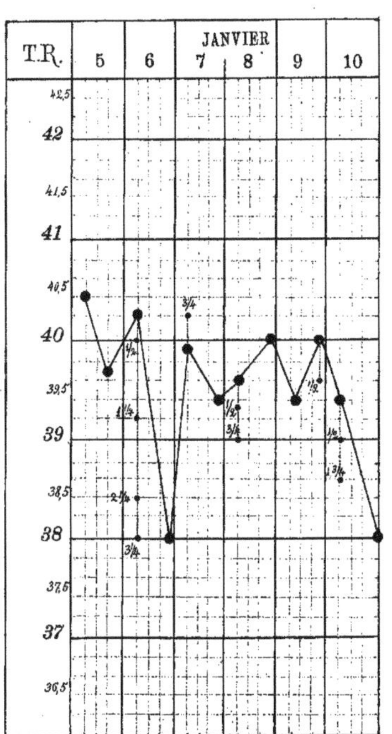

2e Exemple

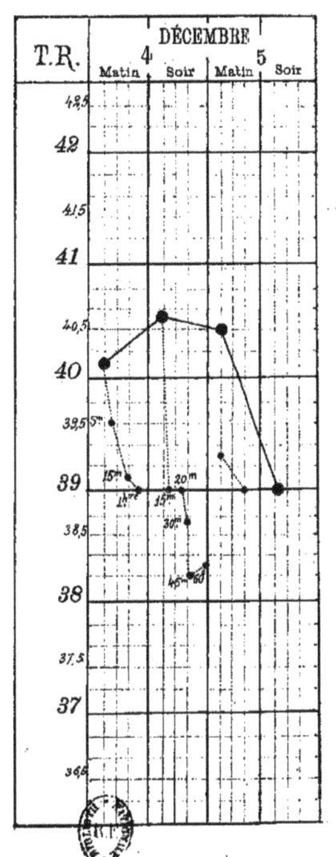

3e Exemple

T.R.	JANVIER 26	27	28
41,5			
41			
40,5			
40			
39,5	1 heure après		
39			
38,5			
38	½ heure après		
37,5			
37			
36,5			

temporaires de température. Il s'agit, en effet dans ce cas, d'un enfant de 14 jours seulement, c'est-à-dire à l'âge où la susceptibilité au refroidissement est la plus grande; or, ce tracé démontre que la température est revenue une première fois au chiffre normal, environ 3 heures après l'onction ; car, au bout de 4 heures, la température observée le matin était dépassée de 0° 4 dix. Du reste, comme on peut s'en assurer sur le tracé, la marche de la maladie a suivi son cours normal; la défervescence s'est faite au jour voulu, et si le petit malade a succombé dans la suite, on ne saurait l'imputer aux troubles apportés par l'onction ; car on sait qu'à cet âge, la variole est, pour ainsi dire, fatalement mortelle.

Le troisième exemple est encore plus frappant. Il s'agit d'une petite fille de 5 mois, non vaccinée, atteinte de variole confluente.

Le 26 janvier 1884, à 11 heures du matin, la température est à 39°. On fait, à ce moment, une onction avec la vaseline; demi-heure après la dernière observation, on retrouve le chiffre primitif de 39°.

Nous ne multiplierons pas les exemples, et nous croyons, en effet, qu'en nous appuyant sur les tracés que nous reproduisons, et, comme nous l'avons déjà dit, sur la presque constance des effets obtenus chez les enfants en bas âge, à la suite des onctions, on peut conclure que l'application des corps gras à la surface cutanée détermine un abaissement de température plus ou moins grand, mais d'autant plus prononcé que le petit malade sera moins âgé.

Mais, nous nous sommes demandé si la nature de la substance dont on se sert pour enduire la peau n'aurait

2

pas une influence sur le résultat obtenu, c'est-à-dire sur la chute plus ou moins grande de la température. Sénator a cru pouvoir attribuer à l'évaporation de l'éther du collodion ou du chloroforme de la traumaticine une certaine part au faible abaissement observé chez les malades adultes. Nous n'avons pas osé nous servir ni du collodion, ni de traumaticine chez les enfants, et nous avons employé la vaseline, l'axonge ou le cérat. La vaseline présentait de grands avantages : d'abord elle ne rancit pas et ne détermine pas d'éruption sur la peau délicate des enfants ; ensuite elle ne tache pas le linge, de telle sorte qu'au bout de deux ou trois heures, on n'en trouve plus de vestige sur le drap, ni sur la peau des petits malades. Le plus souvent, son application détermine un abaissement, mais, dans quelques cas, rares à la vérité, nous l'avons trouvée sans effet sur la température. Dans quelques-uns de ces derniers cas, nous l'avons remplacée par l'axonge ou le cérat, et nous avons pu constater que quelquefois ces frictions avec l'une ou l'autre de ces substances, amenaient un abaissement de température, alors que les onctions avec la vaseline étaient restées sans effet.

Enfin d'après les conseils de M. Colrat, nous avons eu recours à des pommades à la quinine. On sait que l'on a recommandé ce procédé pour faire absorber la quinine par les petits malades, quand on ne peut se servir d'autres voies plus sûres.

Chez deux petits malades nous avons employé les onctions avec une pommade à base d'axonge dans laquelle on avait fait dissoudre une certaine quantité de quinine à l'aide de l'eau de Rabel. Nous n'avons obtenu que les effets habituels des onctions, et l'analyse des urines n'a pas permis de constater des traces de quinine, de telle sorte que l'on pourrait se demander si le médicament est réellement absorbé. Nous devons signaler à ce propos les essais d'un médecin américain, le docteur Georges Bayles, qui employait pour les onctions le beurre de cacao, espérant nourrir les enfants en même temps qu'abaisser leur température.

Après avoir étudié l'abaissement thermique, il conviendrait d'examiner quel profit on pourrait tirer en thérapeutiqne de cette propriété des onctions grasses et dans quel cas leur emploi serait indiqué.

Mais auparavant il nous paraît utile de rechercher si la chute de la température se fait également dans tous les états fébriles, ou, en d'autres termes, de vérifier si le refroidissement s'obtient plus difficilement dans certaines affections, ou, au contraire, est obtenu plus facilement dans d'autres maladies. Or, en étudiant les résultats que nous avons observés à la Charité, on voit que c'est précisément dans la fièvre scarlatine, c'est-à-dire dans les maladies où les onctions sont le plus fréquemment employées, que l'on trouve la plus grande résistance à l'abaissement de la température. M. le Docteur Meynet (séance de la Société de médecine, 17 décembre 1883) dit avoir observé des abaissements d'un degré sur de petits malades atteints de cette affection. Il ne nous a pas été donné de constater un si grand abaissement sur les scarlatineux que nous avons traités par les onctions, et nous avons vu que, non seulement la température n'a baissé qu'exceptionnellement chez eux, mais que c'est surtout sur ces malades que nous avons observé l'élévation thermique dont nous avons parlé plus haut. Nous devons ajouter que nos petits malades étaient âgés de plus de trois ans.

C'est dans la variole que la chute de la température paraît se produire avec plus de constance, et c'est aussi dans cette maladie que nous avons observé les plus grands abaissements de température; puis sont venues les broncho-pneumonies, la rougeole et les affections aiguës, tels que la méningite, les oreillons, les angines tonsillaires.

Mais peut-on affirmer que la différence des résultats obtenus tenait à des différences de processus morbides? Certes, nous ne saurions résoudre cette question, mais on peut dire, toutefois, que, dans le problème que nous posons, il faut tenir compte de deux facteurs. En premier lieu, l'âge du malade; il est certain, et nous n'insisterons pas de nouveau sur ce point, que plus l'enfant sera en bas-âge, plus l'abaissement sera facilement obtenu. Le second terme du problème dépendra peut-être de la nature de la maladie.

Tout le monde sait combien il est souvent difficile d'obtenir un abaissement thermique, même à l'aide des bains froids prolongés, dans certains cas de fièvres typhoïdes et surtout de scarlatine, et combien, au contraire, les scepticémiques se refroidissent lentement. On ne doit donc pas s'étonner de voir que, dans la scarlatine, l'application d'enduit gras à la surface cutanée ne soit suivie d'aucun effet; et cela surtout dans la forme hyperthermique de cette maladie. Ceci nous amène à conclure que, dans les cas de ce genre, c'est-à-dire lorsqu'on a à combattre promptement l'hyperthermie, lorsqu'on veut obtenir rapidement un abaissement notable de la température, on ne doit pas compter sur l'efficacité des onctions grasses, celles-ci ne sauraient remplacer l'hydrothérapie; et, quelque répugnance que l'on ait à plonger un enfant dans un bain froid, il faut pourtant avoir recours à ce moyen, ou à l'enveloppement dans le drap mouillé réitéré coup sur coup, si l'on veut déterminer un refroidissement certain et suffisant. En somme, en effet, les onctions grasses n'amènent, surtout chez les enfants âgés de plus de deux ans, qu'un abaissement de température trop limité pour faire tomber la fièvre, et par conséquent pour éviter les lésions et les dangers que l'hyperthermie peut provoquer. Aussi, réussiront-elles d'autant mieux et seront-elles plus indiquées dans les cas où la fièvre est modérée, mais surtout de peu de durée, comme, par exemple, dans la fièvre de la période d'invasion de la rougeole, dans les fièvres qui accompagnent les angines tonsillaires ou les éruptions dentaires. Toutefois, et avant de passer aux autres avantages des onctions, nous devons parler d'un essai qui a été tenté à la Charité, justement dans ces formes hyperthermiques de la scarlatine. Nous ne faisons que rappeler que, dans ces formes, l'abaissement obtenu à l'eau froide est souvent nul ou insignifiant. Or, on pourrait se demander si la réunion des deux moyens, l'onction et l'hydrothérapie, n'amèneraient pas un refroidissement plus marqué et plus durable.

L'essai n'a été fait que deux fois, et chez deux petits malades âgés de 4 ans. Or, dans ces cas, nous avons noté à la suite de ce moyen, c'est-à-dire d'une onction suivie immédiatement d'un enveloppement dans le drap mouillé à 25° environ, un abaissement d'un degré.

Certes, cet abaissement n'est pas considérable, si l'on songe surtout que, dans un des deux cas, la température dépasse 40°; il semble cependant, qu'il a été plus fort que celui qu'on obtient par le drap mouillé seul ; car dans la plupart des cas, une seule application au drap mouillé détermine à peine, une chute de température de quelques dixièmes de degré. Nous n'avons pu observer que ces deux cas; par conséquent, nous ne saurions rendre une conclusion ; mais nous pensons que l'on devra songer à ce moyen, lorsque l'on se trouvera en présence de ces fièvres hyperthermiques, soit de scarlatine, soit même de dothinentérie ou de rhumatisme cérébral, dans lesquels l'emploi des bains froids même prolongés détermine à peine un abaissement de quelques dixièmes.

Mais les onctions grasses ne se recommandent pas seulement dans les maladies des enfants par leur propriété d'abaisser la température. Cette faculté ne serait même qu'un avantage secondaire de leur emploi; car, il convient de placer en premier lieu l'effet calmant qui suit toujours leur application. Ce n'est que tout à fait exceptionnellement que l'on peut voir les enfants ainsi traités, continuer à s'agiter, presque toujours le calme suit immédiatement l'onction alors même qu'une agitation excessive l'a précédée ; puis, au bout de très peu de temps, cinq à dix minutes au plus, on voit le sommeil succéder à la période de calme que nous venons de signaler, et le sommeil tranquille peut avoir une durée plus ou moins longue, quelquefois d'une heure seulement, mais souvent de deux ou trois heures. Au bout de ce temps, du reste, si l'agitation reparaît, on peut avoir recours à une nouvelle onction qui est presque toujours suivie d'une nouvelle accalmie si l'on peut ainsi dire et d'un nouveau sommeil.

Nous n'insisterons pas sur cet avantage des onctions, tous les auteurs sont unanimes à ce sujet et nous ne ferions que répéter ce qui a été écrit et ce qu'on lit à chaque page dans les traités de pathologie infantile. Nous ferons remarquer toutefois que les onctions grasses sont surtout recommandées dans la scarlatine, mais il convient d'ajouter et de rappeler qu'au début, le Dr Taylor l'employait dans toutes les maladies aiguës des enfants et que les médecins allemands qui limitaient ce procédé à la scarlatine seulement, l'emploient aujourd'hui d'une manière courante dans toutes les maladies fébriles des enfants accompagnées d'agitation et d'insomnie.

Du reste, il n'est pas besoin de faire ressortir l'avantage de ce procédé ; son application est si simple, et son innocuité est si absolue que Cantani a pu dire que la seule contre-indication des onctions serait l'intolérance de la peau. Si l'on songe de plus combien il est souvent difficile de faire accepter aux enfants non seulement le moindre remède, mais encore la nourriture la plus légère, combien on doit être circonspect toutes les fois qu'on doit avoir recours à des calmants comme l'opium, ou au chloral dont l'emploi est souvent contre-indiqué et dont l'efficacité est si variable aux petites doses auxquelles l'âge de l'enfant contraint de se limiter.

On peut se demander toutefois si l'usage des onctions ne doit être réservé qu'au traitement des maladies fébriles, et si on peut les employer dans les cas où l'agitation et l'insomnie ne sont pas accompagnées de fièvre. Nous ne saurions faire pour le moment de réponse à cette question, car, nous n'avons vu employer les onctions que dans les maladies fébriles. Cependant, en raison de leur innocuité, et malgré l'abaissement de température, nous pensons qu'on peut y avoir recours. Du reste, c'est un essai à faire et une étude à poursuivre ; car, il serait certainement important de savoir si par un moyen aussi simple on pourrait calmer l'agitation que l'on attribue aux coliques des petits enfants et surtout à celles qui accompagnent si souvent la dentition.

DEUXIÈME PARTIE

Nous avons déjà indiqué l'expérience de Fourcault comme étant l'origine de la pratique rationnelle des onctions grasses en thérapeuthique. On ne devra donc pas s'étonner si l'on cherche à assimiler l'action des onctions grasses et celle des enduits imperméables chez les animaux.

Il paraît, en effet, logique d'admettre que les corps gras ou les substances imperméables, tels que les vernis, le collodion agissent de la même manière par la modification des fonctions de la peau sur laquelle on fait l'application des uns ou des autres. Chez les animaux, les vernis ne déterminent pas d'autres symptômes, ni des accidents plus graves que le suif, l'huile de lin, etc. Et si, chez l'homme ou chez l'enfant, les onctions grasses ne provoquent aucun trouble et ne sont suivies que d'un léger et passager abaissement de la température, les expériences de Sénator et les observations antérieures démontrent que l'application de substances imperméables n'amènent non plus aucun accident ni aucune manifestation morbide.

Qui ne sait, en effet, dit Senator, que de tout temps la peau humaine a été, pour des raisons tant hygiéniques que thérapeutiques, enduite sans danger de cosmétiques, de toutes sortes d'huiles, de graisses et d'onguents, qu'elle a été frottée avec du savon noir ou vert, recouverte de goudron, emmaillotée d'emplâtres ; eu un mot, qu'elle a été soumise à un traitement qui, chez l'animal, aurait certainement occasionné la mort ?

On voit donc que, chez les animaux, les corps gras et les substances imperméables amènent des accidents identiques, tandis que chez l'homme, les enduits, quels qu'ils soient, ne déterminent que le léger abaissement de température déjà signalé,

Ces substances, du reste, ne sont pas absorbées, et, par conséquent, n'agissent que par les modifications qu'elles apportent au fonctionnement de la peau. C'est donc l'étude de ces modifications qui paraîtrait devoir permettre de saisir le mécanisme des accidents et des troubles morbides que l'on observe chez les animaux, et aussi de l'abaissement thermique si considérable chez eux, si léger, si transitoire, au contraire, chez l'homme. Aussi les premiers expérimentateurs n'ont-ils pas hésité à attribuer les effets si inattendus qui résultaient du vernissage des animaux à des modifications des fonctions de la peau, ou même encore à la suppression de ces fonctions.

En effet, depuis l'origine de la médecine, on regardait

la suppression de la transpiration cutanée comme la cause d'un grand nombre de maladies. Galien, à différentes reprises, signale l'obstruction des pores invisibles de la surface du corps, comme produisant l'adiapneustie, c'est-à-dire la corruption, la destruction des humeurs. Sanctorius, par la découverte qu'il fit de la perspiration insensible (sueurs, respiration), apporta un appui solide à la théorie qui parut, du reste, recevoir une démonstration éclatante par la célèbre expérience de Fourcault.

Aussi, lorsque Fourcault vit, qu'après avoir appliqué sur la peau des animaux des enduits de goudron, de colle, de dextrine, il amenait constamment la mort des animaux avec un abaissement considérable de température, pensa-t-il devoir attribuer les accidents et la mort ainsi provoqués, à la suppression de la perspiration cutanée. Toutefois, ce ne fut qu'avec beaucoup de réserve qu'il proposa l'explication qui paraissait si simple, à savoir que les matériaux de la transpiration ou de la respiration de la peau, accumulés dans le sang, déterminaient un véritable empoisonnement qu'on ne saurait mieux comparer qu'à ce que l'on a nommé depuis l'urémie. De plus, il cherche à étayer cette interprétation des accidents observés chez les animaux vernis, de preuves expérimentales, et, pour cela, il pratiqua dans les veines des injections d'acide lactique ou de lactate de soude (acide que l'on trouve dans les sueurs), et obtint, à la suite de ces injections, un léger abaissement de température.

Dès lors, la voie était ouverte, la théorie de l'empoisonnement paraissait évidente, on rechercha quel était le poison.

Becquerel[1], et Breschet, Gluge[2] ne firent que des hypothèses à ce sujet, mais expliquaient les accidents du vernissage par la rétention d'une certaine substance qui devait s'éliminer normalement par la peau. Magendie[3] et Gerlach[4] considéraient la mort, chez les animaux enduits, comme le résultat de l'asphyxie.

Edenhuizen[5] fit faire un pas de plus à la question. Il trouva, en effet, sous l'épiderme, aux endroits correspondants à ceux qu'il avait recouverts de vernis, les vaisseaux cutanés et sous-cutanés fortement injectés. Mais, de plus, il vit que le tissu cellulaire sous-cutané était imprégné d'un liquide séreux, et qu'il contenait des cristaux de triphosphates ammoniaco-magnésiens.

Le même résultat fut obtenu par le Dr Lange qui vint ainsi confirmer la découverte d'Edenhuizen. Il constata en effet, dans le tissu cellulaire sous-cutané la présence de nombreux cristaux de phosphates ammoniaco-magnésiens. Mais l'auteur explique la présence de ces cristaux par la rétention de l'urée consécutive aux lésions rénales et rattache l'abaissement de la température à l'urémie.

Enfin Sakolow[7], à la suite de nombreuses expériences pense que la mort des animaux vernissés serait due à l'empoisonnement produit par une substance septique

1 Becquerel et Breschet. — *Comptes rendus de l'Académie des sciences*, t. XIII, p. 791.

2 Gluge. — *Abhandlung aur Physiol. und Path.*, Iéna, 1841.

3 Magendie. — *Gazette médicale*, décembre, 1843.

4 Gerlach. — *Mullers'Archiv*, 1851, p. 469.

5 Edenhuizen. — *Zeischrift für rationnelle méd.* 1863, t. XVIII.

6 Lange. — *Archiv. der Heilkund 2 u 3 Heft*, 1872, p. 277.

7 Sakolow — *Dissertation*, p. 1874, cité par Lomikowsky.

s'appuyant sur les faits suivants : 1° élévation de la température à la suite de la vernissure partielle ; 2° dégénérescence graisseuse des reins, du foie et du cœur ; 3° albuminurie provoquée chez les animaux sains par l'injection dans leurs veines du sang pris à des animaux morts à la suite du vernissage.

Comme on le voit, les partisans de cette théorie de l'empoisonnement sont nombreux ; mais il faut bien reconnaître que les preuves qu'ils apportent à l'appui de cette hypothèse sont bien insuffisantes. Et d'abord on voit entre eux des divergences considérables. Les uns, en effet, comme Magendie et Gerlach pensent que l'application du vernis sur la peau, supprime l'action respiratoire des téguments et amène une sorte d'asphyxie ; d'autres attribuent la mort à la rétention de la sueur, ou au moins à quelques-uns de ses principes. Aussi, cette théorie qui paraissait si solidement établie, se trouve-t-elle au moins affaiblie par ce manque de preuves directes et encore plus par les travaux qu'ont fait surgir pour les contrôler les assertions des auteurs que nous venons de citer.

En premier lieu, en effet, on ne saurait mettre en cause l'asphyxie, car Cl. Bernard[1] a montré que les animaux vernissés loin de périr avec les caractères de l'asphyxie, meurent au contraire avec du sang rouge dans les veines comme dans les artères, ce qui indique un refroidissement des tissus mêmes.

La nocuité de la rétention des sécrétions cutanées ne paraît pas non plus démontrée d'une façon péremptoire.

[1] CLAUDE BERNARD. — *Leçon sur la chaleur animale*. Paris, 1876, p. 161.

Le sang n'est pas acide, ainsi qu'on l'avait d'abord avancé, on n'a pu jusqu'à présent trouver dans le sang un principe nocif. Fischer a répété les expériences de Fourcault, l'injection intraveineuse de l'acide lactique ou de lactate sans pouvoir obtenir les résultats annoncés par Fourcault. Les injections d'acides gras ou des acides de la sueur n'ont jamais amené de troubles comparables à ceux que l'on observe chez les animaux vernissés. Mêmes résultats encore avec les injections de sels ammoniaco-magnésiens; de plus, la sueur elle-même injectée dans le système circulatoire ne détermine aucun des accidents obtenus après le vernissage. Enfin Laschkévitch, dans la supposition qu'un poison existait réellement dans le sang des animaux soumis à la vernissure et dans l'espoir d'en reconnaître l'action prit le sang des animaux qu'il avait enduits de substances imperméables et l'injecta dans les veines d'animaux sains, sans obtenir aucun résultatat ; et nous croyons devoir rappeler avoir vu que Sakolow, par la même expérience, ne déterminait qu'un peu d'albuminie transitoire du reste, et qui n'était accompagnée d'aucun autre trouble morbide.

Ainsi, ou ne trouve aucun résultat positif, et nul, jusqu'à présent, n'a pu démontrer ni la réalité de l'empoisonnement, ni la présence d'un agent toxique quelconque dans le sang. Aussi, ce défaut de preuves, ces recherches infructueuses, firent-elles entreprendre d'autres travaux qui furent conduits dans une toute autre direction. Breschet et Becquerel, tout en acceptant la doctrine de la rétention, avaient déjà signalé la similitude des altérations que l'on observe sur les animaux vernissés et sur ceux qui périssent par le froid. M. le professeur Berne[1] dans sa thèse inaugurale, insiste sur cette identité de lésions et aussi sur la ressemblance des accidents que l'on peut observer dans les deux cas, dans les derniers moments de la vie. D'un autre côté Valentin[2] et Schiff avaient démontré que si un animal enduit sur le point de succomber était transporté dans un milieu à température élevée, entre 35 à 40 degrés il commençait à se rétablir rapidement, les symptômes morbides s'évanouissaient, l'animal mangeait, les mouvements de sa respiration devenaient plus accélérés et l'échange des gaz augmentait.

En 1868, parut le travail important de Laschkévitch[3], dont nous empruntons le résumé à son élève Lomikowski[4]:

« En mesurant la température des animaux recouverts de vernis, M. Laschkévitch trouva que, lors de la vernissure partielle, la température de la portion recouverte de vernis était plus élevée au toucher, et qu'au contraire la vernissure totale du lapin produisait un abaissement rapide de la température de son corps. Quant à la perte de la chaleur chez l'animal soumis à la vernissure totale l'auteur la détermina à l'aide du calorimètre. Ses expériences nous font voir la rapidité avec laquelle l'animal recouvert de vernis perd son calorique : par exemple dans la première expérience, la température du lapin, avant l'expérience était de 37° 5 C., la température de l'eau de 11°10; le lapin fit monter la température de

[1] Berne. — *Thèse de Paris*, 1854.
[2] Valentin. — *Archiv. fur Physiol. Heilkunde*, t. II, p. 433.
[3] Lacshkévitch. — Voir *Gazette médicale*, 1868.
[4] Lomikowsky. — *Journal de Robin*, t. 14.

l'eau à 13°5 ; tandis que la sienne baisse à 24° C. La perte de calorique était donc de 13°5, tandis qu'à l'état normal, un autre lapin, dans les mêmes circonstances, ne perdit, durant le même laps de temps, que 11° de son calorique. Dans des expériences ultérieures, M. Laschkévitch démontra qu'un lapin enveloppé dans de la ouate reste éveillé et vigoureux, qu'il mange, qu'il ne révèle aucun symptôme morbide et qu'il reste en vie aussi longtemps qu'il est revêtu de cette enveloppe.

Chez les animaux recouverts de vernis, l'auteur a remarqué aux endroits vernis une forte dilatation des vaisseaux sous-cutanés, qui regorgeaient de sang, les muscles de l'extrémité vernie étaient plus rouges ; enfin, l'extrémité vernie semblait amaigrie.

Fort de ses expériences, M. Laschkévith conclut que la mort des animaux à perspiration cutanée supprimée provient du refroidissement. L'auteur voit les causes du refroidissement dans la dilatation des vaisseaux cutanés et sous-cutanés, explication à laquelle il a toutefois renoncé plus tard, à la suite des expériences de Krieger. Le travail de Krieger parut à peu près en même temps que celui de Laschkévitch; comme celui-ci, son travail était dirigé vers le même but, à savoir : de constater la perte de calorique subie par les animaux vernissés. Nous détaillerons du reste les expériences qu'il entreprit à ce sujet :

« Dans ses expériences, Krieger (*Zeitschr. für biolog.* t. V. p. 522) remplissait d'eau chaude un vase en fer blanc, l'enveloppait de peau, et observait le refroidissement pendant que la peau était encore revêtue de tout son poil, après l'enlèvement de ce dernier, pendant et après que cette peau avait été enduite d'huile ou de gomme arabique. Voici les résultats de ses recherches : Prenons le nombre 100 pour désigner la perte de calorique avec la peau couverte de son poil ; or, après l'enlèvement du poil, la perte de calorique équivalait à 190; après l'application de l'enduit d'huile de lin, elle équivalait à 200 ; après l'application de la gomme arabique, elle équivalait à 296.

Ces chiffres peuvent se passer de commentaire. Tout le monde voit le rapide accroissement du pouvoir émissif de la peau recouverte de vernis. Plus tard, Krieger a fait tondre un lapin, et l'a exposé à une température de 18° à 28°. Le lapin, graduellement engourdi par le froid est mort le deuxième jour dans de violentes convulsions. L'autopsie a démontré le gonflement des vaisseaux sous-cutanés, l'infiltration du tissu cellulaire, l'existence d'un exsudat séreux dans les cavités de la plèvre, etc. Krieger a fait ensuite l'expérience suivante : après avoir tondu un lapin, il l'a enveloppé dans un linge mouillé avec de l'eau; il a vu alors se reproduire les mêmes phénomènes observés après l'application du vernis sur la peau de l'animal, c'est-à-dire un refroidissement graduel et, en même temps, le ralentissement de la respiration et du pouls.

Enfin, un élève de Laschkévitch, Lomikowsky vint contrôler sur l'animal vivant les expériences de Krieger sur les peaux enduites de différents vernis. Nous croyons devoir citer textuellement les principaux passages de son mémoire :

« Mon principal soin fut de me bien convaincre si l'augmentation de perte du calorique était réelle chez les animaux enduits de vernis. Pour arriver à ce résultat, j'ai tâché de créer une méthode précise pour déterminer les pertes de calorique essuyées par la portion de peau enduite de vernis, Je n'ai pas voulu pour cela, ainsi que l'avait fait le professeur Laschkévitch, avoir recours au calorimètre, car cet instrument, excellent pour montrer les pertes de calorique du corps entier, était impuissant à montrer celles d'une surface limitée. Je voulais démontrer par mes expériences que la portion vernie de la peau dégage plus de calorique que celle qui ne l'est pas.

L'usage du thermomètre aurait pu cependant m'être utile en cette circonstance, soit par l'application directe de l'instrument sur la surface vernie, soit en maintenant le thermomètre à une certaine distance de la peau vernie, procédé par lequel on aurait pu en déterminer le pouvoir émissif, mais les inconvénients offerts par cette technique, d'une part, ainsi que le manque de précision dans ce moyen de définir les pertes de calorique m'ont fait renoncer à me servir du thermomètre, et m'ont fait employer un procédé plus simple, thermo-électrique, absolument propre au but que je m'étais proposé.

J'ai choisi, à cet effet, le multiplicateur de Zanerwald, ainsi que la petite pile thermo-électrique de Melloni, généralement employée dans ces sortes d'expériences, et toutes ont abouti aux résultats suivants :

1° Le lapin, dont les flancs ne sont ni tondus ni vernis, a fait écarter de 8° l'aiguille du multiplicateur ;

2° Un espace tondu de la peau, sur un des côtés du même lapin, mesurant sept centimètres de diamètre, a fait écarter de 24° l'aiguille du multiplicateur ;

3° Le même espace tondu, recouvert d'une mince couche d'huile de lin, a fait écarter de 28° la même aiguille;

4° L'espace de même grandeur, tondu sur le côté opposé du même animal, étant recouvert de gomme arabique séchée, a fait écarter de 32° l'aiguille du multiplicateur.

Enfin, nous terminerons en reproduisant les conclusions de l'auteur, telles qu'il les a formulées :

« 1° L'application du vernis sur la peau des animaux, tant totale que partielle, provoque chez eux des pertes considérables de calorique;

« 2° Cette augmentation de perte de calorique est justement la cause fondamentale des altérations survenant dans les organes internes des animaux vernis; il n'y a donc aucune nécessité d'admettre chez ces animaux l'existence d'un poison que personne ne sait définir;

« 3° L'élévation de la température, observée dans les premiers temps chez les animaux soumis à la vernissure partielle, est le résultat inévitable de l'augmentation de perte de calorique. »

Telle est la théorie imaginée par Laschkévitch pour expliquer les accidents et la mort qui résultent de l'application d'un corps imperméable sur la surface cutanée. Elle repose, comme on le voit :

1° Sur ce fait que les animaux perdent, par le rayonnement, une quantité considérable de calorique, ce qui détermine chez eux un abaissement de température suffisant pour amener la mort;

2° Sur l'identité des symptômes et des lésions anatomiques observés chez les animaux qui meurent par le froid, et chez ceux qui sont recouverts d'un vernis. Cette explication, rapportant tous les phénomènes observés à des conditions d'ordre physique, est certainement très simple, mais elle est loin encore d'être acceptée par tout le monde, et le débat reste encore ouvert. C'est pour cela que nous avons essayé de vérifier, à l'aide d'expériences nouvelles, les données de cette théorie à laquelle on pourrait donner le nom de théorie physique du vernissage.

En premier lieu, l'augmentation du rayonnement attribuée d'abord par Laschkévitch à la congestion cutanée, a été regardée plus tard par Krieger, par Laschkévitch lui-même et par Lomikowsky, comme le résultat des nouvelles conditions que créent d'abord la suppression de la fourrure des animaux, car on les tond généralement avant de pratiquer l'application des enduits, et, ensuite, du pouvoir émissif de la substance employée. Néanmoins, l'explication du refroidissement par la congestion étant professée par Traube, en Allemagne, Lorain, Falk s'y étaient ralliés, et elle était appuyée sur un fait positif, à savoir : qu'à l'autopsie des animaux morts des suites du vernissage, on trouvait constamment les vaisseaux correspondants aux parties de la peau qui avaient été recouvertes d'enduit, très dilatés et regorgeant de sang.

Nous avons voulu nous rendre compte de la congestion que déterminait l'application d'un enduit, dans quelles conditions et à quel moment elle se produisait. Pour cela, nous avons choisi comme champ d'observation l'oreille du lapin qui se prête, commme on le sait très bien, à l'étude de la circulation, c'est-à-dire à l'étude de la dilatation ou de la contraction vasculaires.

Nous avons donc enduit une seule oreille, soit avec de

l'huile d'olive, soit avec une solution de gomme arabique, et l'autre oreille restant dans les conditions normales, nous avons pu observer très aisément les moindres variations qui pouvaient se produire dans les vaisseaux sanguins. Or, il ne nous a pas été donné de constater des différences bien marquées entre l'oreille enduite et l'oreille saine. Nous n'avons pu trouver de congestion intense, mais simplement des alternatives de relâchement et de contraction vasculaires que l'on pouvait également reconnaître sur l'oreille saine. Nos observations n'ont eu qu'une durée de deux ou trois heures, et jamais au bout de ce temps nous n'avons pu noter une congestion analogue à celle qui a été signalée par la plupart des auteurs sur la peau des animaux morts à la suite du vernissage. Et l'on ne saurait certainement nous objecter que la congestion ne se produit qu'au bout d'un temps plus long que celui que nous avons consacré à nos observations.

Certes, le fait peut être vrai, la congestion peut bien se montrer seulement après un espace de temps plus long que celui dont nous parlons ; mais il ne faut pas oublier que le refroidissement, lui, se produit immédiatement après l'onction, qu'on peut le constater déjà au bout d'un quart d'heure, qu'il peut être de plusieurs degrés déjà une heure après l'onction. On ne saurait donc, dans ce cas, l'attribuer à la congestion, et nous croyons devoir conclure de nos expériences comme Laschkévitch, à savoir : que l'hypérémie ne joue, dans le refroidissement des animaux vernis, qu'un rôle secondaire.

Reste donc l'explication proposée par Krieger, acceptée par Laschkévitch et Lomikowsky, à savoir que les vernis recouvrant la peau augmentent d'une façon rapide et dans de larges limites son pouvoir émissif de calorique. Tout le monde connaît les expériences de Tyndall sur ce sujet, nous n'en rappellerons qu'une seule pour bien faire saisir la pensée qui nous a guidé dans les expériences que nous avons entreprises pour vérifier cette théorie, appuyée, du reste, sur les faits que nous avons signalés plus haut. Deux vases de métal sont remplis d'eau chaude d'égale température. L'un de ces vases est entouré de flanelle, deux thermomètres sont plongés dans les deux vases. Après un certain temps, les thermomètres montrent que le refroidissement s'opère inégalement dans les deux vases. Il se fait plus vite dans le vase garni de flanelle, car le pouvoir émissif de la flanelle est bien plus grand que celui de métal. Le rôle de la flanelle, dans ce cas, serait analogue à celui du vernis appliqué sur la peau des animaux. Telle est, du moins, l'explication des auteurs que nous avons cités. Mais, si l'on renverse les conditions, c'est-à-dire si l'on place les vases de métal dans un milieu plus chaud que l'eau qu'ils contiennent, on verra que l'eau renfermée dans le vase recouvert de flanelle s'échauffera plus rapidement que celle de l'autre vase. C'est que le pouvoir émissif de la flanelle se fait aussi bien dans un sens que dans l'autre. C'est un phénomène physique si connu que nous n'y insisterons pas.

Il nous a semblé qu'on pourrait essayer d'appliquer cette expérience à l'animal. D'après l'explication donnée par Krieger, Laschkévitch et Lomikowsky, on devrait, en effet, observer sur le lapin les mêmes phénomènes, c'est-à-dire qu'un lapin vernis, placé dans un milieu dont la température serait supérieure à la sienne, subirait une élévation de température plus promptement et dans des proportions plus grandes qu'un animal de même espèce, mais à l'état physiologique.

L'expérience, du reste, a déjà été faite par Cl. Bernard, et nous croyons, vu son importance, devoir la citer *in extenso ;* « Deux lapins ont été placés dans une étuve humide à 70 degrés, avec cette différence que l'un d'eux était à l'état normal, tandis que l'autre avait été préalablement huilé sur toute la surface du corps, de manière à empêcher l'évaporation par la peau. Les deux animaux présentèrent les mêmes phénomènes ordinaires que produit l'action de la chaleur ; toutefois, chez le lapin huilé, la respiration s'est montrée beaucoup moins accélérée que chez le lapin normal. La mort survint au bout de quarante-huit minutes chez le lapin normal avec des cris et des convulsions, tandis qu'elle n'eut lieu qu'au bout de soixante-cinq minutes chez le lapin huilé, sans convulsions, ni cris ; chez le premier, la température s'était accrue jusqu'à 44 degrés, et chez le second jusqu'à 45 degrés. Chez les deux animaux, la rigidité cadavérique se montre avec une très grande rapidité. »

Mais, cette expérience ne nous a pas paru assez explicite pour le point que nous voulons étudier. La température des deux animaux n'a été prise, en effet, qu'au moment de la mort. Aussi, nous avons pratiqué une expérience absolument semblable, en ayant soin, toutefois de placer un thermomètre à demeure dans le rectum des animaux portés dans l'étuve, de manière à pouvoir facilement constater les variations que présente la température à des intervalles de temps assez rapprochés.

Nos expériences ont été faites à l'École vétérinaire de

Lyon, dans le laboratoire de M. le professeur Chauveau, et sous sa direction. Elles sont au nombre de quatre.

Nous avons procédé de la manière suivante, à la première expérience qui fut pratiquée le 19 janvier 1884.

Après avoir tondu un lapin sur la totalité du dos et les parties latérales de l'abdomen, nous avons enduit ces mêmes parties avec de l'huile de lin. La température initiale ayant été prise auparavant dans le rectum et reprise après l'onction, nous le plaçons dans une étuve à 60 degrés, en même temps que nous introduisons dans la même étuve et sur le même rayon, un autre lapin à l'état physiologique, dont la température a soigneusement été prise. Chaque lapin, du reste, est muni d'un thermomètre que l'on a placé dans le rectum, de manière à pouvoir lire aisément l'échelle de graduation à travers une des parois vitrée de l'étuve.

Voici ce que nous avons obtenu :

PREMIÈRE EXPÉRIENCE

Lapin tondu, huilé.				Lapin naturel.			
TEMPÉRATURE	T. R.	ÉTUVE	RESP.	TEMPÉRATURE	T. R.	ÉTUVE	RESP.
Température normale. .	38°9	60°	»	Température normale .	38°2	60°	»
Tondu, après 5 minutes.	38°5	60°	»	— — . .	»	60°	»
Huilé — — . .	37°5	60°	»	— — . .	»	60°	»
Introd. dans l'étuve . .		60°	»	Introd. dans l'étuve. .	»	60°	»
5 minutes après. . . .	38°5	60°	42	5 minutes après. . . .	38°2	60°	98
1/2 heures après.. . .	40°3	60°	115	1/2 heure après. . . .	39°4	60°	159
1 heure après.. . . .	42°4	60°	très acc.	1 heure après	40°8	60°	très acc.

Cette première expérience semblerait venir à l'appui de la théorie de la radiation. Le lapin verni, en effet, a acquis la température de 42°4 dixièmes, supérieure de

1° 6 dixièmes à celle du lapin servant d'étalon. Mais nous devons nous hâter d'ajouter que c'est la seule qui nous eût donné ces résultats.

DEUXIÈME EXPÉRIENCE (22 janvier 1883)

Lapin tondu, huilé.

TEMPÉRATURE	T. R.	ÉTUVE	RESP
Avant onction. . . .	38°5	»	»
5 minutes après. . . .	38°	»	»
Intr. dans l'étuve chauffée.		47°	»
1/4 heure après. . . .	37°5	»	»
1/2 heure après. . . .	38°5	56°	»
3/4 — — . . .	39°	»	34
1 heure après.	40°	»	46
1 1/2 — — . .	40°8	60°	82
1 3/4 — — . .	41°7	»	très acc.
1 heure 50 minutes.. .	42°2	»	»
2 — après. . . .	42°2	»	»

Lapin naturel.

TEMPÉRATURE	T. R.	ÉTUVE	RESP.
Température normale. .	39°2	»	»
Intr. étuve chauffée. .	»	47°	»
1 4/heure après. . . .	39°	»	»
1/2 — — . . .	39°4	56°	très acc.
3/4 — — . . .	40°	»	»
1 — — . . .	40°5	»	»
1 1/2 — — . . .	41°1	60°	»
1 3/4 — — . . .	42°	»	»
1 heure 50 minutes.. .	42°4	»	»
2 heures après. . . .	42°8	»	»

L'étuve étant toujours chauffée à 60 degrès, la température a été invariable pour les deux lapins, pendant une demi-heure, au bout de laquelle ils ont été retirés de l'étuve.

Après la sortie :

20 minutes après 40 °4 | 20 minutes après 41° 2

TROISIÈME EXPÉRIENCE (23 janvier 1883)

Lapin tondu, huilé.

TEMPÉRATURE	T. R.	ETUVE	RESP.
Tondu { Temp. avant norm.	39°8	»	»
Tondu { — après. . . .	38°8	»	»
Huilé, 5 minutes après.	38°2	»	»
Intr. étuve chauffée.. .	»	34°	»
1/4 heure après. . . .	38°4	»	32
1 — — . . .	40°	59°	68
1 1/4 — — . . .	41°	60°	très acc.
1 1/2 — — . . .	41°6	»	»
1 3/4 — — . . .	42°2	»	»
1 heure 50 minutes.. .	42°5	»	»

Lapin naturel.

TEMPÉRATURE	T. R.	ÉTUVE	RESP.
Température normale. .	38°7	»	»
	»	»	»
	»	»	»
Int. étuve chauffée. . .	»	34°	»
1 1/4 heure après . .	38°1	»	»
1 — — . .	39°6	59°	très acc.
1 1/4 — — . .	40°8	60°	»
1 1/2 — — . .	41°6	»	»
1 3/4 — — . .	42°2	»	»
1 heure 50 minutes.. .	42°8	»	»

Les lapins ayant été retirés de l'étuve, le thermomètre a marqué :

5 minutes après		41°4	5 minutes après		42°4
10	—	40°6	10	—	42°1

QUATRIÈME EXPÉRIENCE (30 janvier 1883)

Lapin tondu, gommé.

TEMPÉRATURE	T. R.	ÉTUVE	RESP.
Temp. normale, avant .	37°4	»	»
— après. .	36°7	»	»
Verni, 5 minutes après.	35°9	»	»
10 — .	31°1	»	»
Int. étuve chauffée.. .	»	38°	»
1 heure après.. . . .	36°2	»	»
11/ 4 —	36°5	»	»
1 1/2 —	37°	45°	»
1 3/4 —	37°7	46°	»
2 —	37°9	50°	»
2 1/4 —	39°	52°	»
2 1/2 —	39°6	53°	»
2 40 minutes	40°7	54°	»

Lapin naturel.

TEMPERATURE	T. R.	ÉTUVE	RESP
Température normale. .	38°3	»	»
Intr. étuve chauffée. .		38°	»
1 heure après	39°2	»	»
1 1/4 —	41°2	»	»
1 1/2 —	41°5	»	»
1 3/4 —	42°	46°	»
2 —	42°4	50°	»
2 1/4 —	43°	52°	»
2 1/2 —	43°3	53°	»
2 40 minutes.	44°	54°	»
Mort.			

Ces dernières expériences, comme on peut le voir d'après les chiffres qu'elles nous ont fournis, ne répondent guère à la théorie de la radiation. Toutefois nous insisterons peu sur les déductions que l'on peut tirer de ces essais en faveur de l'une ou l'autre des théories que nous venons d'exposer. Il est un fait pourtant qui nous a frappé et qui, du reste n'avait pas échappé à Claude Bernard. Nous voulons parler de la facilité avec laquelle le lapin verni parut supporter l'élévation de la température, tandis, en effet, que le lapin servant d'étalon est anhélant, que sa respiration est tellement précipitée qu'on a beaucoup de peine à pouvoir en compter les mouvements, que même, comme nous l'avons vu dans la dernière expérience, l'un d'eux est mort avant d'être retiré de l'étuve ; le lapin verni paraît plus calme, sa respiration présente une amélioration modérée, et enfin, dans l'expérience de Claude Bernard, nous voyons qu'il résiste plus longtemps et que la mort chez lui n'est survenue qu'au bout d'un temps plus long et avec une température plus élevée.

Mais toutes les considérations dans lesquelles nous sommes entré, considérations qui ne portent que sur des faits observés chez les animaux, peuvent-elles également s'appliquer à l'homme ? peuvent-elles nous servir à expliquer les phénomènes qui surviennent chez lui après l'application des onctions grasses ?

C'est ce que nous allons essayer de voir.

En premier lieu, nous devons signaler l'innocuité de l'application sur toute la surface du corps, non seulement des onctions grasses, mais encore des substances imperméables, tels que le collodion, la traumaticine, le diachylon, etc.

Ces faits sont en désaccord avec l'ancienne théorie de Galien et de Sanctorius. On enseignait, en effet, autrefois, que la suppression de la sueur ou de la perspiration cutanée qui entraînait les accidents les plus graves et déterminait presque inévitablement la mort. A l'appui de cette théorie, on invoquait, non seulement, toutes les maladies que l'on attribuait à l'influence du froid, mais aussi l'exemple si frappant de cet enfant qui, représentant l'âge d'or lors de la cérémonie donnée en l'honneur de l'élévation de Léon X au pontificat, succomba peu de temps après avoir eu la surface cutanée recouverte d'un enduit doré.

Certes, aujourd'hui, on ne peut plus penser comme autrefois que la rétention de la sueur ou le refroidissement puisse donner lieu à toutes les maladies dites *a frigore* : la discussion dépasserait les limites que nous nous sommes tracées.

Quant à l'exemple de l'enfant que nous venons de citer, il faut remarquer que c'est un fait unique dans la science, et qu'à côté de lui, on ne peut citer que des exemples d'innocuité de l'application des substances imperméables. Aussi pensons-nous, comme Sénator, que la mort, dans ce cas unique, aurait bien pu être déterminée par la toxicité de la composition dorée. En somme, les résultats que l'on a obtenus chez l'homme à la suite des onctions grasses ou de l'application de vernis tendent à faire repousser la théorie de l'empoisonnement, car sur l'homme comme sur l'enfant, on n'a jamais vu de telles applications déterminer le moindre trouble morbide.

En revanche, l'abaissement de la température que l'on peut observer chez l'enfant pourrait s'expliquer par la théorie de la radiation, et cette hypothèse rendrait assez bien compte des phénomènes qui se passent chez les animaux, chez l'enfant et chez l'homme à la suite des onctions. L'observation des effets dus au vernissage ou aux onctions grasses, nous offre la gradation suivante : chez les animaux, le refroidissement va toujours en augmentant jusqu'à amener la mort ; chez l'enfant, le refroidissement est temporaire et cesse au bout de deux ou trois heures en général ; chez l'homme, l'abaissement de température est nul ou négligeable. Ces différences sont suivant nous, imputables à deux causes, qui sont, d'une part la différence du rapport de volume à l'étendue de la surface extérieure chez l'homme et chez l'enfant; aussi ne doit-on pas être surpris de voir : 1° que l'adulte reste insensible à une cause de refroidissement qui, chez l'enfant, dont la surface extérieure est considérable par rapport à son volume, reste comprise dans les limites que l'on sait; 2° que les enduits appliqués sur la peau des animaux, c'est-à-dire sur une peau couverte de poils, modifient la capacité de rayonnement d'une façon bien plus efficace et bien absolue en supprimant, pour ainsi dire, le rôle du pelage, que l'on sait si mauvais conducteur de la chaleur.

Enfin, nous rappellerons que l'élévation de température que nous avons observée chez quelques-uns de nos petits malades, a été également signalée chez les animaux à la suite de l'application des onctions grasses, en particulier par Lange et Sakolow. Cette élévation que l'on voit survenir surtout chez les petits animaux qui ne sont recouverts que partiellement de vernis, a été attribuée par Sakolow au processus inflammatoire des organes parenchymateux. Cette explication ne saurait s'appliquer à nos petits malades, et nous lui préférons certainement l'interprétation qui a été donnée par Lomikowsky.

On sait que, lors du refroidissement de la peau, il se fait dans l'organisme un redoublement de calorique pour compenser les pertes de ce dernier, c'est ce que Liebermeister a observé par l'action d'une basse température sur notre peau, Wesforg par l'action des bains froids, et M. Aubert par celle des bains de mer. Il faut conclure de là que la même chose peut se produire à la suite du vernissage où il se produit un accroissement de perte calorique.

Nous venons d'exposer les théories que l'on a proposées

pour l'interprétation des phénomènes que l'on voit survenir chez les animaux vernis. Nous avons développé les raisons qui paraissent plus favorables à la théorie de la radiation. Nous avons essayé de commenter la différence des résultats que nous avons observés chez les enfants et ceux que l'on obtient sur les animaux vernis. Nous devons reconnaître que, dans la question qui nous occupe, les explications que l'on a proposées jusqu'à présent n'ont pu être déterminées d'une facon péremptoire, et que l'on n'est guère plus avancé qu'au temps où Claude Bernard écrivait que l'expérience du vernissage n'a pas d'explication satisfaisante, et qu'elle démontre notre ignorance profonde touchant les fonctions de la peau.

CONCLUSIONS

L'étude des recherches sur les modifications de la température par les onctions générales dans les maladies fébriles des enfants, nous amène aux conclusions suivantes :

1° L'application de corps gras ou de vaseline sur toute l'étendue de la surface cutanée produit une modification de la température du corps.

2° Cette modification de la température consiste quelquefois, mais très exceptionnellement, en une élévation légère et passagère; dans la majorité des cas en un abaissement. Très rarement on n'observe aucun changement.

3° L'abaissement est d'autant plus grand que l'appli cation du corps gras est faite sur des enfants en bas âge et atteints de maladies fébriles.

TABLE DES MATIÈRES

LYON. — IMPRIMERIE PITRAT AINÉ, 4, RUE GENTIL.

www.ingramcontent.com/pod-product-compliance
Ingram Content Group UK Ltd.
Pitfield, Milton Keynes, MK11 3LW, UK
UKHW020353220726
13923UKWH00004B/1620

Te 23 51

RÉFUTATION
DE DEUX ÉCRITS

Publiés en faveur de M. DE TORRÉS, ſous les noms de MM. *Carboneil* & *Bertrand*, ſe diſans Docteurs en Médecine ; avec une Réplique au Sieur MOLLÉE Chymiſte.

Par M. DIBON, Chirurgien ordinaire du Roy dans la Compagnie des Cent-Suiſſes de la Garde de SA MAJESTÉ.

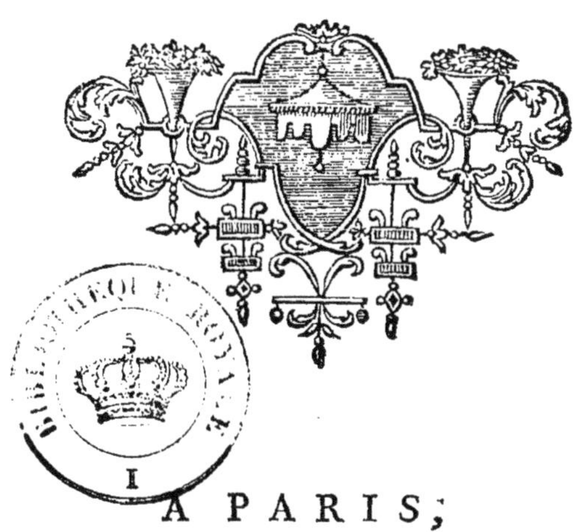

A PARIS;

Chez DELAGUETTE, Imprimeur du Collége & de l'Académie Royale de Chirurgie, rue S. Jacques, à l'Olivier.

M. DCC. L V.

Avec Approbation & Privilége du Roi.

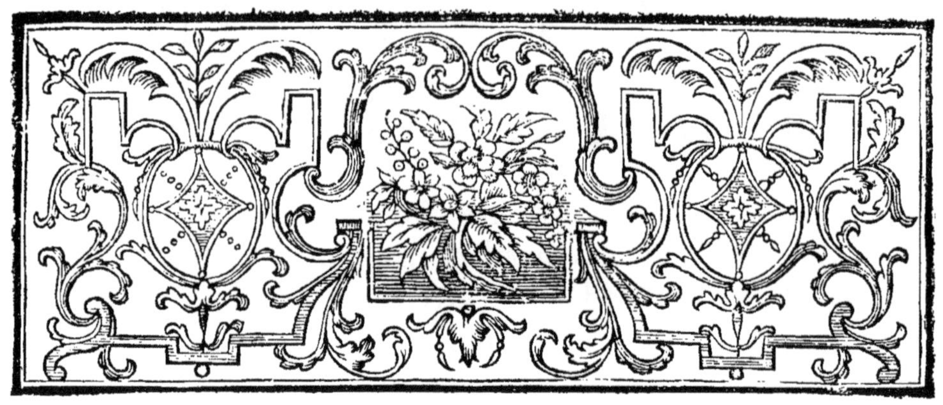

RÉFUTATION
DE DEUX ECRITS

Publiés en faveur de M. DE TORRÉS, ſous les noms de MM. *Carboneil* & *Bertrand*, ſe diſans Docteurs en Médecine; avec une Réplique au Sieur MOLLÉE Chymiſte.

Par M. DIBON, Chirurgien ordinaire du Roy dans la Compagnie des Cent-Suiſſes de la Garde de SA MAJESTÉ.

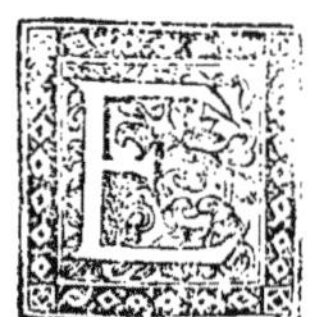

EN publiant ma troiſième Lettre, je m'étois promis de ne plus répondre à tout ce que M. de *Torrès*, M. *Mollée* & leurs Partiſans pourroient écrire contre moi; j'avois réſolu de ne plus écouter ma ſenſibilité naturelle, & de tout ſacrifier à mon repos. Mais des injures accumulées, des imputations très-graves & très-fauſſes m'obligent de reprendre la plume. C'eſt même en quelque